BEI GRIN MACHT SICH IHR WISSEN BEZAHLT

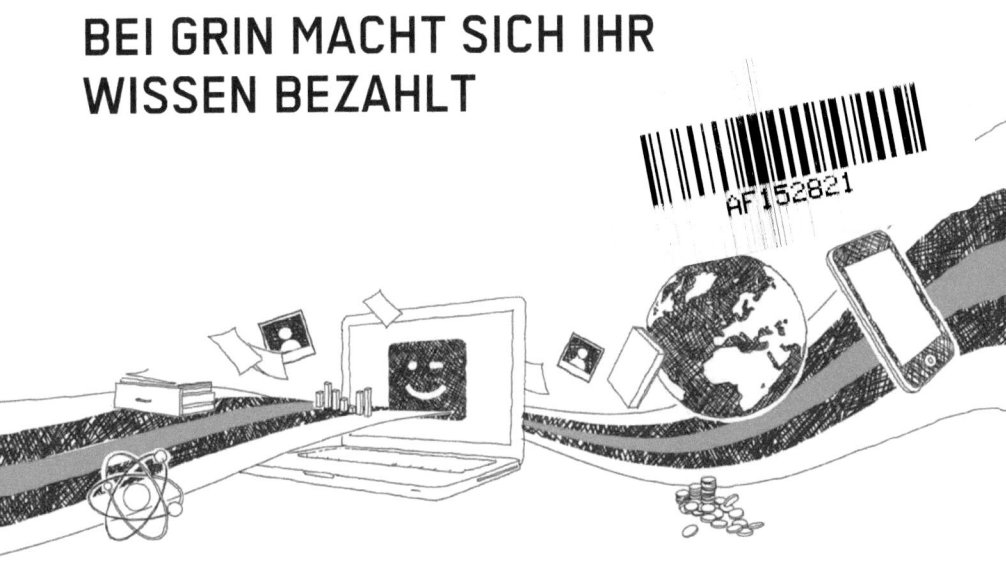

Frank Jaster

Der Einfluss dominierender sozialer Systeme auf das Subsystem Krankenkasse

Eine systemtheoretische Betrachtung nach Niklas Luhmann am Beispiel des Gesundheitsfonds

GRIN Verlag

Bibliografische Information der Deutschen Nationalbibliothek:

Die Deutsche Bibliothek verzeichnet diese Publikation in der Deutschen National-
bibliografie; detaillierte bibliografische Daten sind im Internet über http://dnb.d-
nb.de/ abrufbar.

Impressum:

Copyright © 2010 GRIN Verlag GmbH
Druck und Bindung: Books on Demand GmbH, Norderstedt Germany
ISBN: 978-3-656-50982-0

Dieses Buch bei GRIN:

http://www.grin.com/de/e-book/233671/der-einfluss-dominierender-sozialer-systeme-
auf-das-subsystem-krankenkasse

GRIN - Your knowledge has value

Der GRIN Verlag publiziert seit 1998 wissenschaftliche Arbeiten von Studenten, Hochschullehrern und anderen Akademikern als eBook und gedrucktes Buch. Die Verlagswebsite www.grin.com ist die ideale Plattform zur Veröffentlichung von Hausarbeiten, Abschlussarbeiten, wissenschaftlichen Aufsätzen, Dissertationen und Fachbüchern.

Besuchen Sie uns im Internet:

http://www.grin.com/

http://www.facebook.com/grincom

http://www.twitter.com/grin_com

Der Einfluss dominierender sozialer Systeme auf das Subsystem Krankenkasse

Eine systemtheoretische Betrachtung nach Niklas Luhmann
am Beispiel des Gesundheitsfonds

Frank Jaster

Hausarbeit Wissenschaftstheorie, im MBA-Studiengang Gesundheitsmanagement
an der Universität Hamburg, Fakultät Wirtschafts- und Sozialwissenschaften.

2010, veröffentlicht 2013

Gliederung

1. Einleitung

Mit Inkrafttreten des GKV-Wettbewerbsstärkungsgesetzes (GKV-WSG) wurde die Finanzierung der Gesetzlichen Krankenversicherung durch die Einführung des Gesundheitsfonds zum 01.01.2009 neu organisiert. Der Gesundheitsfonds ist das Herzstück der Gesundheitsreform der Großen Koalition und gleichzeitig der Kompromiss aus der von der SPD geforderten so genannten Bürgerversicherung und dem CDU/CSU-Modell der Gesundheitsprämie.[1] Für alle Versicherten gilt seit dem ein einheitlicher Beitragsatz. Die Gesamtbeiträge sind weiterhin an die Krankenkassen zu zahlen, werden aber von diesen an den Gesundheitsfonds weitergeleitet. Zur Deckung ihrer Ausgaben erhalten die Krankenkassen einen morbiditätsorientierten Pauschalbetrag für jeden Versicherten.

Die Einführung des Gesundheitsfonds stellt nicht nur eine gravierende Veränderung in der Finanzstruktur der Gesetzlichen Krankenversicherung dar, sondern es wurde auch ein neues Subsystem innerhalb der Gesetzlichen Krankenversicherung (GKV) geschaffen.

Auf der Grundlage der Systemtheorie von Niklas Luhmann wird der Versuch unternommen, den Gesundheitsfonds als neues Subsystem innerhalb des Gesundheitswesens einzuordnen. Dabei sollen die Systemtheorie nach Luhmann sowie die Struktur und Aufgabe des Gesundheitsfonds erläutert werden, um anschließend eine systemtheoretische Betrachtung vorzunehmen.

---

[1] Vgl. GKV-WSG-Entwurf, BT-Drs. 16/3100, S.86f.

2. Luhmanns Systemtheorie

2.1 Entwicklung der Systemtheorie

Bei Max Weber (1864–1920) ist der Begriff System noch negativ besetzt. Er *„hält es für sinnlos, das Ziel der Kulturwissenschaften darin zu sehen, ein geschlossenes System von Begriffen zu bilden, in dem die Wirklichkeit in einer endgültigen Gliederung zusammengefasst und aus dem heraus sie dann wieder deduziert werden könnte."*[2] Ausgehend *„von der operativen Logik George Spencer-Browns ..., die mit der Weisung beginnt: `Mach eine Unterscheidung!`"*[3], schließt Luhmann mit seiner Theorie an die voluntaristische Handlungstheorie von Talcott Parsons (1902-1979) an[4]. Nach Parsons Auffassung werden alle wesentlichen Strukturelemente und Beziehungen eines Systems im Systemcharakter der Theorie erfasst. Danach ist *„das soziale System das integrative Subsystem des Handelns allgemein"*, es *„steht für Einheit, Konsens, Zusammenhalt, Identität"*[5].

Niklas Luhmann (1927–1998) definiert als Systemtheoretiker mit dem Begriff des Sozialen Systems den Gegenstandsbereich der Soziologie als empirisch aufweisbare Handlungszusammenhänge und vertritt damit eine entgegengesetzte Auffassung zur bisherigen Verwendung des Systembegriffs in der Soziologie. Diese veröffentlicht er in einer aktualisierten Abhandlung von Helmut Schelsky's Buch „Zur Theorie der Institutionen"(1970)[6]. Helmut Schelsky (1912–1984), bei dem Luhmann habilitierte, vertrat darin die Auffassung, dass die Gesellschaft kein soziales System sei.

1984 veröffentlicht Luhmann sein Gesamt-Lebenswerk unter dem Titel „Soziale Systeme", mit dem Untertitel „Grundriss einer allgemeinen Theorie"[7]. Es ist ein *„systematisch reflektierendes Kompendium der begrifflichen Grundentscheidungen und Grunddefinitionen der Luhmannschen Lehre."*[8] Aufbauend auf dieses Buch setzte Luhmann mit der Herausgabe seines wissenstheoretischen Werkes „Die Wissenschaft der Gesellschaft" (1990) neue Impulse in der Soziologie und den Sozialwissenschaften.

---

[2] Dieckmann (2004), S.15
[3] Reese-Schäfer (2001), S.62
[4] Vgl. Reinhardt (2005), S.11
[5] Dieckmann (2004), S.19
[6] Vgl. Dieckmann (2004), S.13
[7] Vgl. Berghaus (2004), S.17
[8] Reese-Schäfer (2001), S.73

Er führte neue Begriffe ein und vermittelt Perspektiven, die in der Folge weit reichend, aber auch kritisch diskutiert wurden. So wird auch deutlich, *„dass das eindrucksvolle theoretische Gebäude, das Luhmann aufgebaut hat, eine Reihe von Fehldeutungen überlieferter Ansätze und logischen Schieflagen aufweist."*[9]

Durch sein Modell haben sich zwei wichtige Paradigmenwechsel vollzogen. Zum einen wurde die Vorstellung ein System bestehe aus einem Ganzen und seinen Teilen durch die Grenzbeziehung zwischen System und Umwelt ersetzt[10], zum anderen erfolgte durch Luhmann der Übergang zur selbstreferentiellen, autopoietischen Geschlossenheit.[11] Wobei Autopoiesis ein vom griechischen abgeleitete Kunstwort ist, bestehend aus: „autos" – selbst und „poiesis" – Schöpfung. Eine wörtliche Übersetzung als Selbstschöpfung oder Selbsterzeugung wäre jedoch nicht sachgerecht.[12]

Niklas Luhmanns Zielsetzung war eine facheinheitliche universale Theorie für die Soziologie.[13] Sein Lebenswerk ist eine Systemtheorie mit Universalitätsanspruch.[14]

2.2 Niklas Luhmanns Systemtheorie

Nach Luhmann muss nicht bewiesen werden dass es Systeme gibt, sondern mit der Aussage *„Es gibt Systeme"*[15] lässt er keine Zweifel an deren Existenz. Systeme existieren real in der Wirklichkeit. Sie besitzen eine Struktur aus Regeln als organisierte Komplexität und laufen nach Operationen ab, wodurch das System operiert und so eine System-Umwelt-Differenz, als Leitdifferenz der Systemtheorie, erzeugt.[16] Er unterscheidet in biologische, psychische und soziale Systeme sowie durch die Differenz von System und Umwelt in offene und geschlossene Systeme.[17] Den Schwerpunkt seiner Arbeit legt Luhmann mehr auf Soziale Systeme als auf offene Systeme.[18]

---

[9] Dieckmann (2004), S. 9; vgl. Berghaus (2004), S.65 – 66
[10] Vgl. Luhmann (1984), S.22
[11] Vgl. Reese-Schäfer (2001), S.73
[12] Vgl. Reese-Schäfer (2001), S.43
[13] Vgl. Berghaus (2004), S.21
[14] Vgl. Luhmann (1984), S.33; Berghaus (2004), S.25
[15] Luhmann (1984), S.16
[16] Vgl. Luhmann (1984), S.243; Berghaus (2004), S.26, 39-44
[17] Vgl. Luhmann (1984), S.22, 67f
[18] Vgl. Luhmann (1984), S.22; Berghaus (2004), S.33; Reinhardt (2005), S.15

„Bei Luhmann besteht das soziale System ... nicht aus Menschen, auch nicht ... aus Handlungen, sondern aus Kommunikation, die erst im zweiten Schritt zerlegt und als Handlung zugerechnet wird."[19] Der Mensch sowie sein Handeln sind nicht in der Definition sozialer Systeme enthalten.[20]

Luhmann geht davon aus, dass jeder soziale Kontakt ein soziales System darstellt und die Gesellschaft die Summe aller möglichen Kontakte widerspiegelt.[21] Soziale Systeme bleiben dadurch erhalten, dass sie eine Differenz zur Umwelt bilden. Als Umwelt wird „alles andere" definiert, was damit viel komplexer, größer und ungeregelter als das System selbst ist.[22] Ein Teil dieser Umwelt stellt wiederum die Gesellschaft dar, die soziale Systeme in ihre Umwelt einschließt. *„Die Gesellschaft ist nun ein besonderes System, sie ist dasjenige soziale System, das alle anderen sozialen Systeme in sich einschließt."*[23]

Gesellschaft besteht aus vielfältigen Teilsystemen, die als Funktionssysteme bezeichnet werden. Die wichtigsten Funktionssysteme sind Politik, Wirtschaft, Recht, Wissenschaft und Religion, die vergleichbare Strukturen aufweisen und nur durch zentrale Operationen in Form von Kommunikation existieren.[24]

Innerhalb eines Systems sind alle Prozesse auf die Selbsterhaltung ausgerichtet, also auf Fortdauer der Autopoiese. *„Mithin heißt Autopoiesis Selbstreproduktion auf Basis instabiler Elemente. Widersprüche fördern die Entwicklung eines Immunsystems. Sie dienen der Reproduktion des Systems. ... Der Widerspruch zerstört für einen Augenblick die Ordnung des Systems. Aber er sorgt für erneuten Anschluss."*[25]

Umwelt und deren Einflüsse sind daher für ein System lebensnotwendig. Umwelt sichert die Existenz eines Systems durch Zufuhr von außen sowie durch die Möglichkeit der Abgabe von Prozessresultaten an die Umwelt. Umwelteinflüsse können im System Störungen erzeugen, welche Ausgleichsreaktionen mit dem Ziel erzeugen, dass sich das System an die Umwelt anpasst, denn eine Anpassung der Umwelt an die Systemprozesse erfolgt nicht.[26]

Luhmanns Schwerpunkt liegt auf dieser Ausdifferenzierung von Systemen durch Selbstreferenz. Da er den Begriff der Fremdreferenz nicht berücksichtigt, ist seine Theorie

---

[19] Reese-Schäfer (2001), S.79
[20] Vgl. Luhmann (1984), S.67f; Berghaus (2004), S.33-34
[21] Vgl. Luhmann (1984), S.33
[22] Vgl. Berghaus (2004), S.43; Dieckmann (2004), S.21
[23] Reese-Schäfer (2001), S.13
[24] Vgl. Berghaus (2004), S.18, 31; Vgl. Reese-Schäfer (2001), S.12
[25] Dieckmann (2004), S.23
[26] Vgl. Reese-Schäfer (2001), S.43

eine Theorie selbstreferentieller Systeme. Das System besitzt *„die Fähigkeit, Beziehungen zu sich selbst herzustellen und diese Beziehungen zur Umwelt hin zu differenzieren."*[27] Es produziert und reproduziert sich durch Operationen. Die selbstproduzierten Operationen sozialer Systeme sind Kommunikationen.[28] Entsprechend sind soziale Systeme Kommunikationssysteme.[29]

2.3 Kommunikation und Codierung

„Kommunikation ist Synthese aus drei Selektionen, nämlich von Information, Mitteilung und Verstehen."[30] Dabei entsteht die kommunikative Operation erst als das Verstehen einer Differenz von Information und Mitteilung sowie dem zu Grunde legen dieser Differenz für die Wahl des Anschlussverhaltens.[31] Kommunikative Operation wird als Einheit praktiziert.[32] Die entstehende Einheit ist als operative Geschlossenheit eine wesentliche Eigenschaft autopoietischer Systeme.[33]

Die operative Einheit aus Information, Mitteilung und Erfolgserwartung setzt eine bestimmte „Codierung" voraus, um den Kommunikationsprozesses auszudifferieren.[34] Soziale Systeme operieren auf der Grundlage eigener Codierung, welche die systemeigene Operationalität und die systemische Zuständigkeit sichert.[35] Der aus einem Anschlusswert und einem Reflexionswert bestehende binäre Code eines jeden sozialen Systems definiert somit auch deren Systemgrenze und ermöglicht anschlussfähige Ereignisse. So ist das Rechtssystem über die Codierung „Recht/Unrecht" für die Rechtsprechung oder das Wissenschaftssystem über den Code „wahr/unwahr" für die Produktion von Wahrheiten, zuständig.[36] Durch diese binäre Codierung, durch die Unterscheidung in Positivwert und Negativwert - wobei nur der Positivwert die Operationen des Systems sichert, ist es möglich, dass sich Kommunikation an Kommunikation anschließt.[37]

Es findet eine Unterscheidung der Ereignisse in für das System codierte und nicht codierte statt, wobei für das System codierte Ereignisse eine Information im Kommunikationsprozess darstellen. Nicht für das System codierte Ereignisse aus der Umwelt, können Störungen

---

[27] Dieckmann (2004), S.21
[28] Vgl. Berghaus (2004), S.16
[29] ebenda S.61
[30] Reese-Schäfer (2001), S.21
[31] Vgl. Luhmann (1984), S.196
[32] ebenda S.203
[33] Vgl. Reinhardt (2005), S.16-14; Berghaus (2004), S.73
[34] Vgl. Luhmann (1984), S.197
[35] Vgl. Berghaus (2004), S.105
[36] Vgl. Luhmann (1984), S.197, 200; Luhmann (2009), S.27
[37] Vgl. Berghaus (2004), S.97; Gerlinger (2006), S.41

hervorrufen, die wiederum Widersprüche auslösen können.[38] So entstehende Widersprüche, benötigt das System als instabile Elemente zur Selbstreproduktion. Widersprüche sind Alarmsignale als eine Art Immunsystem im System. Sie sichern die Anschlussfähigkeit des kommunikativen Prozesses und sind damit Momente der Entwicklung in Form von Autopoiesis.

Gesellschaftliche Kommunikation erfolgt über Kommunikationsmedien in Form von Sprache, Schrift, Buchdruck, Kunst, elektronischen Medien und anderen. Das grundlegende Medium ist allerdings die Sprache.[39]

3. Krankenkassen als Soziale Systeme

In der Entwicklung der Systemtheorie beschrieb Parsons bereits das Krankenversorgungs-system als ausdifferenziertes Teilsystem und legte den Schwerpunkt auf die individuelle Wiederherstellung eingeschränkter Leistungsfähigkeit und weniger auf die Frage, wie in gesellschaftlichen Teilsystemen die Gesunderhaltung von Individuen oder Populationen erreicht werden kann.[40] Luhmann beschreibt das Gesundheitssystem in seinem Aufsatz „Der medizinische Code" (1990) als autopoietisches Funktionssystem der Gesellschaft, dessen binäre Codierung „krank/gesund" lautet, woran sich die Operationen dieses Systems orientieren. Durch diese Orientierung produziert sich das System selber, differiert sich aus und ist nicht zugänglich für eine externe Steuerung. Die Codierung des Gesundheitssystems weist allerdings die Besonderheit auf, dass der Negativwert „krank" die Anschlussfähigkeit des Systems sichert, während „gesund" keine Operationen des Systems auslöst.[41] Diese Tatsache ergibt sich aus dem speziellen Bezug des Gesundheitssystems zur Umwelt, da der menschliche Körper als Bezugspunkt des Gesundheitssystems über eigene Gesetzmäßigkeiten verfügt und Varianzen produziert, soziale Systeme dagegen Kommunikation zum Inhalt haben.[42]

Das von Luhmann beschriebene Krankheitssystem weist somit eine klare Systemgrenze auf, operiert nach eigener Codierung, entwickelt für sich eine spezifische Weltsicht und ist somit selbstreferentiell. Luhmanns Systembeschreibung bezieht sich hauptsächlich auf die

---

[38] Vgl. Luhmann (1984), S.197
[39] Vgl. Luhmann (1984), S.220-225
[40] Vgl. Gerlinger (2006), S.37
[41] Ebenda S.41-42
[42] Vgl. Bauch (1996), S.57-58

Medizin. Er hat seine Erkenntnisse in kleineren Aufsätzen dargestellt, aber nicht in seine „Behandlung der Funktionssysteme in der `Gesellschaft der Gesellschaft´"[43] übernommen.

Durch die Einordnung von Prävention, Gesundheitsförderung und Gesundheits-wissenschaften sprechen neuerliche Betrachtungen von einem umfassenden Gesundheitssystem mit der Codierung „lebensförderlich/lebenshinderlich", wobei die Frage der Systemabgrenzung und damit die Abgrenzung des Gesundheitswesens als eigenes Subsystem innerhalb der Gesellschaft offen bleibt.[44]

Ausgehend von diesem Kenntnisstand können innerhalb des Gesundheitssystems verschiedene Subsysteme durch eigene Art von Kommunikation, Vokabular, Grammatik und Codes abgegrenzt werden. So sind neben Gesetzlicher Krankenversicherung, auch Rentenversicherung, Unfallversicherung, Sozialhilfeträger, Versorgungsämter sowie Private Krankenversicherungen und private Organisationen als Subsysteme des Gesundheitswesens systemtheoretisch definierbar. Krankenkassen selber lassen sich als Subsystem innerhalb der GKV definieren durch das Vorhandensein eigener Kommunikation in Form von Verträgen die ausgehandelt, erfüllt und neu verhandelt werden mit den Mitgliedern, Leistungserbringern (Ärzte und Krankenhäuser), den „Lieferanten" des Systems, wie bspw. Pharmaindustrie, Wissenschaft und Weiteren. Sie benutzen dabei ein eigenes Vokabular, das sich in ihren Vertragswerken, Arztberichten, Statistiken und der Art der Darstellung in der Gesellschaft äußert.

4. Risikostrukturausgleich und Gesundheitsfonds

4.1. Einführung des Risikostrukturausgleichs (RSA)

Seit Einführung der Gesetzlichen Krankenversicherung im Jahr 1883 besteht das Solidarprinzip. Danach zahlt jedes Mitglied einkommensabhängige Beiträge, unabhängig vom individuellen Krankheitsrisiko. Einkommensstarke Mitglieder unterstützen einkommens-schwache Mitglieder, bei gleichem Leistungsanspruch. Beitragsfrei mitversichert sind Familienangehörige ohne eigenes Einkommen. Bis zum Jahr 1995 wurden kranken-versicherungspflichtige Arbeitnehmer in Deutschland einer Krankenkasse zugewiesen. Ein

---

[43] Pelikan (2008), S.292
[44] Bauch (1996), S.163-164; Pelikan (2008), S.301

Wahlrecht bestand nur für bestimmte Berufsgruppen. Der Solidarausgleich erfolgte innerhalb der einzelnen Krankenkasse.

Seit 1996 besteht ein freies Wahlrecht zur Krankenkasse innerhalb der GKV. Um das Solidarprinzip zu bewahren und gleichzeitig Wettbewerb einzuführen, wurde 1994 der Risikostrukturausgleich (RSA), als kassenübergreifender Finanzausgleich eingeführt. Der Gesetzgeber wollte mit dem Instrument des RSA eine Risikoselektion der Krankenkassen verhindern.[45] Der Wettbewerb zwischen den Krankenkassen sollte über den Beitragssatz ausgetragen werden, dabei aber nicht Ausdruck einer guten oder schlechten Mitgliederstruktur, sondern von Wirtschaftlichkeit und Angebotsqualität sein. Unterschiede in der Mitgliederstruktur der einzelnen Krankenkassen wurden seit der Einführung des RSA anhand der Kriterien Geschlecht, Alter, Krankheitszustand, beitragspflichtiger Einnahmen und Anzahl der Familienversicherten ausgeglichen.[46]

4.2. Weiterentwicklung des RSA zum morbiditätsorientierten Risikostrukturausgleich (Morbi-RSA)

Mit den späteren Änderungen der Risikostruktur-Ausgleichsverordnung (RSAV)[47] sollen „keine Anreize für medizinisch nicht gerechtfertigte Leistungsausweitungen geschaffen und Anreize zur Risikoselektion vermieden werden."[48] Damit soll keine Krankenkasse aufgrund ihrer Mitgliederstruktur im Wettbewerb schlechter gestellt werden, sondern der Finanzausgleich soll Anreize für eine bessere Versorgung chronisch kranker Mitglieder schaffen.

Die Festlegung des Krankheitszustandes erfolgt durch Einstufung in „krank" oder „gesund" und wurde anfangs vor allem anhand des Alters vorgenommen, was sich als problematisch erwies.[49] In der Weiterentwicklung des RSA liegt der Schwerpunkt seit 2001 auf der Morbidität der Mitglieder. Grundlage dafür sind die direkt von den Ärzten erhobenen Diagnosen sowie die verordneten Arzneimittel. Zu den nun geltenden Merkmalen Alter, Geschlecht und Bezug einer Erwerbsminderungsrente werden seit 2009 Morbiditätsgruppen aus 80 ausgewählten Krankheiten gebildet.[50]

---

[45] Vgl. GSG (1992); RSAV (1994), Siebter Abschnitt
[46] Vgl. Goepffarth (2008), S.2-3
[47] Vgl. RSAV (1994)
[48] §31 Abs. 1 RSAV
[49] Vgl. Goepffarth (2008), S.3
[50] Vgl. § 29 RSAV

Insgesamt besteht der Morbi-RSA aus 152 Risikogruppen, die sich aufteilen in 40 Gruppen für Alter und Geschlecht, 6 Gruppen für Erwerbsminderung sowie 106 Morbiditätsgruppen, die für die 80 ausgewählten Krankheiten definiert wurden.[51] Die Morbiditätszuschläge spiegeln die durchschnittlich von der Krankheit versuchten erhöhten Kosten wider. Für chronische kostenintensive Krankheiten mit schwerwiegendem Verlauf, deren Kosten den Morbiditätszuschlag nachweislich übersteigen, sind weitere Zuschläge vorgesehen.[52]

Abbildung 1: Risikogruppen des neuen Risikostrukturausgleichs

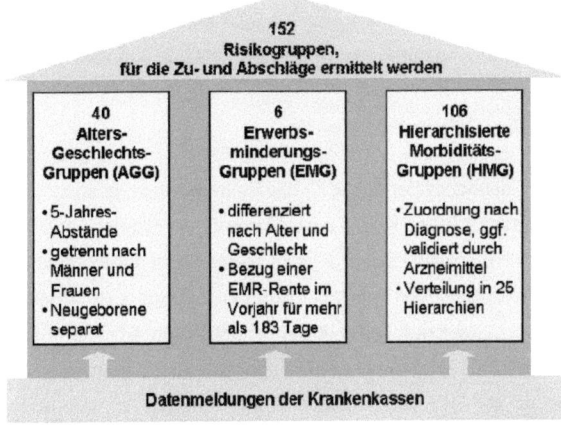

Quelle: Goepffarth (2008), S.6

Basis für die Berechnung der Morbiditätszuschläge sind die in der RSAV vorgegebenen Datenmeldungen der Krankenkassen an das Bundesversicherungsamt (BVA)[53]. Diese Morbiditätszuschläge gaben dem neuen Ausgleichsverfahren auch den Namen als morbiditätsorientierten Risikostrukturausgleich (Morbi-RSA).

---

[51] Vgl. Goepffarth (2008), S.6
[52] Vgl. Goepffarth (2008), S.5
[53] Vgl. § 30 RSAV; § 267 SGB V

4.3 Der Gesundheitsfonds

4.3.1 Einführung und Aufgabe des Gesundheitsfonds

Mit der Einführung des Morbi-RSA wurde zum 01.01.2009 der Gesundheitsfonds als ein vom BVA verwaltetes Sondervermögen[54] zur Finanzierung der Gesetzlichen Krankenversicherung eingerichtet. Der durch die Regierung festgelegte einheitliche Beitragssatz und der Morbi-RSA sollen den Wettbewerb intensivieren, Transparenz und Vergleichbarkeit der Krankenkassen schaffen, die Zielgenauigkeit des RSA erhöhen sowie Qualität und Effizienz der medizinischen Versorgung durch innovative Angebote der Krankenkassen verbessern.[55]

4.3.2 Einnahmen des Gesundheitsfonds

Seit Einführung des Gesundheitsfonds gilt für alle Beitragszahler, ausgenommen die Mitglieder der landwirtschaftlichen Krankenversicherung, ein allgemeiner Beitragssatz von aktuell 14,9 Prozent ihres sozialversicherungspflichtigen Gesamteinkommens.[56] Dieser Beitrag wird, abzüglich des nur von den Arbeitnehmern zu tragenden Sonderbeitrages in Höhe von 0,9 Prozent, zu gleichen Teilen von Arbeitgeber und Arbeitnehmer getragen und gilt für die rund 23 Millionen pflichtversicherten Arbeitnehmer sowie rund 4 Millionen freiwillig versicherte Mitglieder der GKV. Die Beiträge werden weiterhin von den Arbeitgebern an die Krankenkassen abgeführt und von diesen taggleich an den Gesundheitsfonds überwiesen. Weiterhin fließen die Beitragszahlung der Deutschen Rentenversicherung für 17 Millionen Rentner, die von der Agentur für Arbeit zu leistenden Beiträge für rund 3 Millionen Arbeitslose[57] sowie ein Steuerzuschuss des Bundes in Höhe von 7,2 Mrd. Euro für das Jahr 2009 und 11,8 Mrd. Euro für das Jahr 2010, der in den Folgejahren jährlich um 1,5 Mrd. Euro bis zu einer jährlichen Gesamtsumme von 14 Milliarden Euro anwachsen soll, in den Gesundheitsfonds.[58] Die Einnahmen des Gesundheitsfonds betrugen im Jahr 2009 ca. 170 Mrd. Euro.[59]

---

[54] Vgl. § 271 SGB V
[55] Vgl. GKV-WSG-Entwurf (2006), BT-Drs. 16/3100, S.86f.
[56] Vgl. § 241 SGB V
[57] Vgl. §§ 249-251 SGBV
[58] Vgl. § 221 SGB V
[59] Statistisches Bundesamt (2010)

4.3.3 Zuweisungen an die Krankenkassen

Aus dem Gesundheitsfonds werden den Krankenkassen Mittel zugewiesen

- zur Deckung von Pflichtleistungen einer Krankenkasse
- für Satzungs- und Mehrleistungen
- für Aufwendungen zur Entwicklung und Durchführung der strukturierten Behandlungsprogrammen und
- zur Deckung von Verwaltungskosten.

Der unterschiedliche Versorgungsbedarf für Pflichtleistungen wird durch risikoadjustierte Zuweisungen entsprechend des Morbi-RSA angepasst.[60]

Reichen die durch den Fonds zugewiesenen Mittel nicht zur Deckung der Leistungsausgaben, muss die Krankenkasse einen Zusatzbeitrag von ihren Mitgliedern erheben.[61] Von den derzeit 169 Krankenkassen (Stand August 2010) erheben 16 Krankenkassen einen Zusatzbeitrag zwischen 8 und 37,50 Euro.

Erwirtschaftet die Krankenkasse Überschüsse, so kann sie diese in Form einer Prämie an ihre Mitglieder ausschütten. In 2010 zahlen 3 Krankenkassen eine Prämie von 60 bzw. 70 Euro pro Jahr aus. Zusatzbeiträge und Prämien richten sich nur an die beitragspflichtigen Mitglieder, nicht an die Arbeitgeber oder den Staat.

Abbildung 2: Schematischer Geldfluss des Gesundheitsfonds zum 01.01.2009.

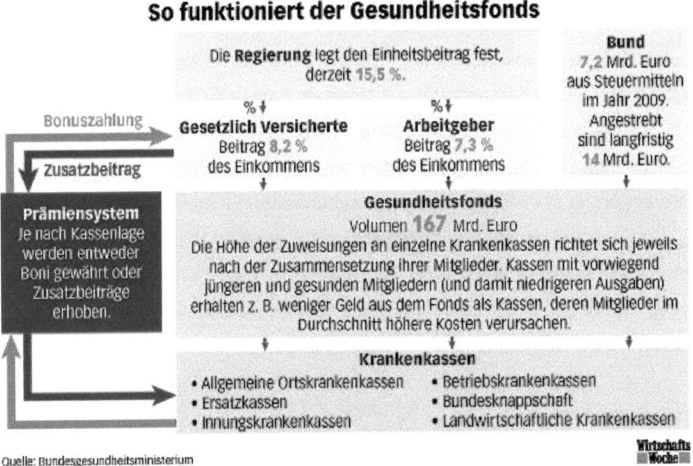

---

[60] Vgl. §§ 36-38 RSAV ; §§ 266, 270 SGB V
[61] Vgl. § 242 SGB V

5. RSA und Gesundheitsfonds aus Sicht der Systemtheorie

5.1 Neue Subsysteme innerhalb des Gesundheitswesens

Das Gesundheitswesen lässt sich, wie unter Punkt 3 dargelegt, nicht eindeutig als Subsystem innerhalb der Gesellschaft definieren. Es besteht viel mehr aus einzelnen Subsystemen mit eigenen Regeln, die in sehr komplexen Beziehungen zu einander stehen und sich gegenseitig beeinflussen. Das Subsystem der Gesetzlichen Krankenversicherung unterteilt sich in weitere Subsysteme, wie beispielsweise die Kassenärztlichen Vereinigungen und Ärztekammern, als Subsysteme der Leistungserbringer Ärzte. Krankenhäuser, Hilfsmittelproduzenten oder die Pharmaindustrie stellen weitere eigene Subsysteme dar. Die gesetzlichen Krankenkassen sind eigenständige Subsysteme innerhalb des Gesundheitswesens.

Krankenkassen differenzierten sich durch ihre historisch bedingte unterschiedliche Mitgliederstruktur hinsichtlich potentieller Neukunden auf dem Markt aus. Die notwendigen Operationen dazu ergaben sich aus der traditionellen Trennung der Arbeitnehmer in Arbeiter und Angestellte. Durch die wirtschaftliche Entwicklung verlagerte sich der Anteil der Arbeitnehmer immer mehr in den Sektor der Angestellten, was zu Verschiebungen in der Mitgliederstruktur und entsprechend zu Finanzproblemen bei traditionell tätigen Krankenkassen führte. Als Folge wurde durch Einführung des freien Krankenkassen-wahlrechtes 1996 die Trennung der Arbeitnehmer in Arbeiter und Angestellte im sozialversicherungsrechtlichen Sinne aufgehoben. Die Folge waren massive Marktveränderungen durch Mitgliederbewegungen zwischen bestehenden, aber auch hin zu neu gegründeten Krankenkassen, was bei einigen traditionellen Krankenkassen zu deutlichen Mitgliederverlusten führte. Der gleichzeitig eingeführte Risikostrukturausgleich sollte die mit der Veränderung der Mitgliederstruktur verbundenen Finanzrisiken abfedern. Durch die Bildung des RSA und dessen Weiterentwicklung zum Morbi-RSA entstand mit dem Gesundheitsfonds ein neues abgrenzbares Subsystem innerhalb der Gesetzlichen Krankenversicherung. Durch das Subsystem Gesundheitsfonds werden aktuell circa 20 Prozent des deutschen Sozialbudgets bzw. 60 Prozent aller Gesundheitsausgaben verwaltet.[62]

---

[62] Vgl. Pfister (2009), S.40

14

5.2. Einfluss der Subsysteme Politik und Wissenschaft

Alle Einflussnahme der Politik auf das System der Gesetzlichen Krankenversicherung in den letzen 30 Jahren waren durch Maßnahmen zur Kostendämpfung geprägt, so wurde bereits 1977 das Krankenversicherungs-Kostendämpfungsgesetz[63] verabschiedet. Anfangs richteten sich die Maßnahmen an die Leistungserbringer, seit Mitte der 90-er Jahre stehen die Krankenkassen selber im Fokus der Politik. Die Einführung des RSA 1993 und die freie Kassenwahl ab 1996 zielten erstmals auf höhere Effizienz, womit bei gleichen Kosten eine bessere Versorgung bzw. eine Kostensenkung erreicht werden soll. Die Krankenkassen reagierten mit Einsparungen in den Verwaltungskosten und erhielten erst später die Möglichkeit Individualverträge, in Form von Rabatt- oder Selektivverträgen, zu schließen. In der politischen Diskussion nahm das seit Einführung der GKV bestehende grundlegende Finanzierungsprinzip, die Kopplung der Einnahmen an das Arbeitseinkommen, immer mehr Raum ein. Die daraus entstandenen Schlagworte Gesundheitsprämie und Bürgerversicherung vereinte die Große Koalition kompromissvoll im Gesundheitsfonds, der die größte Umwälzung finanzieller Mittel in der Geschichte der Bundesrepublik darstellt.[64]

Die durch das Subsystem Politik entschiedene Fremdverwaltung der Beitragseinnahmen und die Zuweisung nach individuellen Risikobetrachtungen an die Krankenkassen engen die ursprüngliche Systemeigenständigkeit der Krankenkassen ein. Sie unterliegen somit noch stärker dem Einfluss des in der Gesellschaft dominierenden Subsystems Politik. Auslöser für die politische Entscheidung war der dauerhaft bestehende Kostendruck im Gesundheitswesen, der seine Ursache im medizinisch-technischen Fortschritt wie auch in der demographischen Entwicklung hat. Zur Lösung der permanenten Differenz zwischen Einnahmen und Ausgaben produziert die Wissenschaft regelmäßig neue Ideen und Konzepte, welche sich die Politik entsprechend ihrer aktuellen Willensbildung zu Eigen macht. So beruht der Beschluss der Gesundheitsreform auf dem wissenschaftlichen Resultat von Prof. Dr. Wolfram Richter[65]. Das Konzept des Gesundheitsfonds wurde während der Gesetzgebungsphase sowie nach dem Beschluss durch die Politik vielfältig von der Wissenschaft begleitet und kommentiert. Beispielhaft sei hier das Institut für Gesundheitsökonomik München (IfG)[66] mit vielen Veröffentlichungen, Dr. Jacobs[67] vom Wissenschaftlichen Institut der AOK sowie diverse Gutachten von Prof. Rürup und

---

[63] Vgl. KVKG (1977)
[64] Pfister (2009), S.40-41
[65] Vgl. Richter (2007), Siegel online (2006)
[66] Vgl. http://ifg-muenchen.com/index.html
[67] Vgl. Jacobs (2006)

Prof. Wille[68] genannt. Damit gab die Wissenschaft der Politik eine Orientierung zur Legitimation ihrer Entscheidung, wodurch der dominierende Einfluss deutlich wird.

5.3 Auswirkungen des Einflusses der Subsysteme Politik und Wissenschaft

Aufgrund der strukturellen Kopplung der Subsysteme Politik und Gesundheitswesen wird dem darin enthaltenen Subsystem Krankenkasse mit der Einführung des Gesundheitsfonds eine Obergrenze an verfügbaren finanziellen Mitteln vorgegeben. Das Subsystem Politik hat sich durch den von ihr festzulegenden Beitragssatz einen eigenen Spielraum geschaffen, den es analog der Steuervergünstigungen vor Wahlen durch Senkung für sich positiv nutzen kann. Die negative Auswirkung bei Erhöhung innerhalb der laufenden Legislaturperiode gefährdet nicht die Existenz des Subsystems Politik, kann sich aber massiv auf einzelne Subsysteme Krankenkasse auswirken. Die Entscheidung der Politik, die vom Wahlzyklus und den politischen Erwägungen abhängig ist, hat das Subsystem Krankenkasse aufgrund der System-Umwelt-Differenz zu akzeptieren und seine interne Kommunikation daran auszurichten. Für die interne Kommunikation hinsichtlich der Verwendung der nicht mehr beeinflussbaren Menge finanzieller Ressourcen, benutzen Krankenkassen nur im erweiterten Sinne die unter Punkt 3 dargestellte Codierung „krank/gesund" nach Luhmann.

Krankenkassen sind nicht zur direkten Behandlung Kranker entstanden, haben also nicht den direkten Medizinbezug den Luhmann beschrieb. Sie entstanden zur Absicherung des Risikofalles der Krankheit für den Gesunden oder bereits Erkrankten. Sie stellen eine Art Wirtschaftssystem innerhalb des Gesundheitswesens dar. Ihre sich selbst geschaffene Zielsetzung ist die Einnahme und solidarische Verteilung von Finanzmitteln zur Absicherung eines kollektiven Risikos, nämlich der sozialen Absicherung bei fehlender Erwerbsfähigkeit. Um dieser Zielsetzung gerecht zu werden, muss sich die Kommunikation an unterschiedlichen Codierungen orientieren, was wiederum unterschiedliche Subsysteme innerhalb des Systems Krankenkasse legitimiert. Für die Kommunikation und operative Anschlussfähigkeit des Subsystems Krankenkasse hinsichtlich der Mittelverwendung aus dem Gesundheitsfonds ist daher von der Codierung „zahlen/nicht zahlen" auszugehen.

Entsprechend der Systemtheorie wird jede Krankenkasse, trotz des weiterhin permanent bestehenden Reformdrucks, versuchen sich selbst zu erhalten. Die dafür notwendigen Operationen werden sich auf Differenzierungsfelder des Wettbewerbes verlagern, um

---

[68] vgl. Rürup, Wille (2007)

einerseits Kosten zu sparen und andererseits gute Risiken anzuziehen. Als Folge entstehen durch Fusionen von Krankenkassen neue Subsysteme innerhalb der GKV. Der Gesundheitsfonds führt damit zur Reduzierung der Anzahl der Krankenkassen, was die Verringerung bisheriger Subsysteme, aber auch die Bildung neuer Subsysteme bedeutet.

6. Fazit

Am Beispiel des Gesundheitsfonds zeigt sich die unter Punkt 3 nicht ausformulierte Definition des Gesundheitswesens als umfassendes Funktionssystem, was sich in der Veränderungen und Entwicklung des Systems vom Krankenversorgungssystem nach Parsons, über das heutige Gesundheitswesen, hin zu einer Gesundheitswirtschaft mit neuen Entwicklungsprozessen und Systemgrenzen zeigt.

Anhand der Luhmannschen Systemtheorie lässt sich der Gesundheitsfonds jedoch als ein neues Subsystem innerhalb des bestehenden Gesundheitswesens einordnen. Die bestehenden Subsysteme Krankenkasse werden dadurch in ihrer bisherigen Systemeigenständigkeit eingeschränkt, da ihnen mit der eigenen Kalkulierbarkeit der Einnahmeseite ein grundlegendes Wirtschaftinstrument genommen wurde. Sie befinden sich jetzt in einer noch stärkeren Abhängigkeit des Subsystems Politik und sind von außen gezwungen ihre interne Kommunikation daran anzupassen und auszurichten. Weiterhin verlagert sich der Schwerpunkt ihrer ursprünglichen Zielsetzung, der Einnahme von Finanzmitteln, hin zur effizienten Verwendung der vorgegebenen Finanzmittel.

Aufgrund des hohen Reformdruckes auf die Politik und der zunehmend tiefer in das Subsystem Krankenkasse eingreifenden Entscheidungen wird es langfristig problematisch für die Krankenkassen werden, ihre in der heutigen Art bestehende Systemeigenständigkeit durch rationale Entscheidungen zu erhalten. Die Politik ist mit dem Gesundheitsfonds einen weiteren Schritt auf dem Weg zu einem staatlich gelenkten Gesundheitswesen, mit vorgegebener Basisversorgung für alle Bürger, gegangen.

Literaturverzeichnis

Bauch, Jost (1996): Gesundheit als sozialer Code. Von der Vergesellschaftung des Gesundheitswesens zur Medikalisierung der Gesellschaft. Univ., Habil.-Schr.-Konstanz, 1994. Weinheim: Juventa-Verl.; Juventa (Gesundheitsforschung).

Berghaus, Margot; Luhmann, Niklas (2004): Luhmann leicht gemacht. Eine Einführung in die Systemtheorie. 2., überarb. und erg. Aufl. Köln: Böhlau (UTB Soziologie, Medien- und Kommunikationswissenschaft, Geisteswissenschaft, 2360).

Statistisches Bundesamt Deutschland, Wiesbaden (2010): GENESIS-Online: Ergebnis - 81000-0136, online verfügbar unter https://www-genesis.destatis.de/genesis/online (Stand: 17.06.2013).

Dieckmann, Johann (2004): Luhmann-Lehrbuch. München: Fink (UTB Soziologie, 2486).

Gerlinger, Thomas (2006): Historische Entwicklung und theoretische Perspektiven der Gesundheitssoziologie. In: Kölner Zeitschrift für Soziologie und Sozialpsychologie, Jg. 2006, H. 46, S. 34–56.

GSG (1992) - Gesetz zur Sicherung und Strukturverbesserung der gesetzlichen Krankenversicherung (Gesundheitsstrukturgesetz-GSG) vom 21. Dezember 1992 (2010), BGBl I 2266.

GKV-WSG (2007) - Gesetz zur Stärkung des Wettbewerbs in der gesetzlichen Krankenversicherung (GKV-Wettbewerbsstärkungsgesetz - GKV-WSG) vom 26.03.2007, BGBl. I S. 378. Bundesgesetzblatt Teil 1; Nr. 11 (2010), Artikel 34.

GKV-WSG-Entwurf (2006), Gesetzesentwurf der Fraktionen der CDU/CSU und SPD, Entwurf eines Gesetzes zur Stärkung des Wettbewerbs in der gesetzlichen Krankenversicherung (GKV-Wettbewerbsstärkungsgesetz – GKV-WSG), BT-Drs. 16/3100.

Goepffarth, Dirk (2008): So funktioniert der neue Risikostrukturausgleich im Gesundheitsfonds, online verfügbar unter: http://www.bundesversicherungsamt.de/cln_340/nn_1046648/DE/Risikostrukturausgleich/risikostrukturausgleich__node.html?__nnn=true (Stand: 17.06.2013).

Jacobs, Klaus (2006): Wer bezahlt die Gesundheit? Reformvorschläge im Vergleich, in Gesundheit und Gesellschaft, herausgegeben von AOK-Bundesverband, Heft 3/2006, S. 22-28, KomPart Berlin, online verfügbar unter: http://www.wido.de/litdb suche.html?k=Gesundheitssystem+Risikostrukturausgleich (Stand 17.06.2013)

Krause, Detlef (2005): Luhmann-Lexikon. Eine Einführung in das Gesamtwerk von Niklas Luhmann mit 27 Abbildungen und über 500 Stichworten, 4. Aufl. Stuttgart: UTB.

KVKG (1977), Gesetz zur Dämpfung der Ausgabenentwicklung und zur Struktur-verbesserung in der gesetzlichen Krankenversicherung vom 27. Juni 1977, BGBl. I S. 1069, zuletzt geändert durch Artikel 43 des Gesetzes vom 9. Dezember 2004, BGBl. I S. 3242.

Luhmann, Niklas (1984): Soziale Systeme. Grundriss einer allgemeinen Theorie. 1.Aufl., Suhrkamp Taschenbuch Wissenschaft, 666, Frankfurt am Main.

Pelikan, Jürgen M. (2008): Zur Rekonstruktion und Rehabilitation eines absonderlichen Funktionssystems - Medizin und Krankenbehandlung bei Niklas Luhmann und in der Folgerezeption; in Soziale Systeme 13 (2007), Heft 1+2, S. 290-303; Lucius & Lucius, Stuttgart.

Pfister, Florian (2009): Der Gesundheitsfonds. Eine Analyse: Ludwig-Erhard-Stiftung, Orientierungen zur Wirtschafts- und Gesellschaftspolitik,120 2/2009, S. 39 - 44.

Reese-Schäfer, Walter (2001): Niklas Luhmann zur Einführung. 4. Aufl. Hamburg: Junius.

Reinhardt, Jan D.; Luhmann, Niklas (2005): Niklas Luhmanns Systemtheorie interkulturell gelesen. Nordhausen: Bautz (Interkulturelle Bibliothek, 3).

Richter, Wolfram F. (2007): Der Gesundheitsfonds als Kernstück einer Reform. Online verfügbar unter http://www.wiso.tu-dortmund.de/wiso/of/Medienpool/veroeffentlichungen_richter/kernstueck.pdf (Stand: 17.06.2013).

RSAV (1994), Verordnung über das Verfahren zum Risikostrukturausgleich in der gesetzlichen Krankenversicherung, (Risikostruktur-Ausgleichsverordnung – RSAV), VO. vom 03.01.1994, BGBl. I S. 55.

Bert Rürup, Bert; Wille, Eberhard (2007): Finanzielle Effekte des vorgesehenen Gesundheitsfonds auf die Bundesländer, Gutachten im Auftrage des Bundesministeriums für Gesundheit, online verfügbar unter: www.sozialpolitik-aktuell.de/.../GesundheitsreformGesundheitsfonds/gutachten-ruerup-wille.pdf (Stand: 17.06.2013).

Spiegel online (2006): Gesundheitsfonds-Erfinder. Interview mit Prof. Richter, online verfügbar unter http://www.spiegel.de/wirtschaft/0,1518,442930,00.html (Stand: 17.06.2013).

Abbildungsverzeichnis

Abbildung1:
Risikogruppen des neuen Risikostrukturausgleichs (Seite 8), in Goepffarth (2008), So funktioniert der neue Risikostrukturausgleich im Gesundheitsfonds S.6, Online-Version im Internet unter: https://www.gkv-spitzenverband.de/upload/Wie_funktioniert_Morbi_RSA_8102.pdf, (Stand: 17.06.2013)

Abbildung 2:
Gesundheitsfonds – Schematische Darstellung (Seite 10), Online-Version im Internet unter: http://www.wiwo.de/politik-weltwirtschaft/gesundheitsfonds-wer-soll-das-bezahlen-392900/2/ (Stand: 17.06.2013)

Abkürzungsverzeichnis

BVA	Bundesversicherungsamt
GKV	Gesetzliche Krankenversicherung
GKV-WSG	GKV-Wettbewerbsstärkungsgesetzes
Morbi-RSA	morbiditätsorientierten Risikostrukturausgleich
RSA	Risikostrukturausgleich
RSAV	Riskostruktur-Ausgleichsverordnung